AF503144

LA TERABDELLE

ou

MACHINE PNEUMATIQUE

opérant à volonté la saignée locale et la révulsion

AUX PRINCIPALES RÉGIONS DU CORPS HUMAIN

PAR

LE DOCTEUR DAMOISEAU

PRÉSIDENT DE L'ASSOCIATION MÉDICALE DE L'ORNE,
ANCIEN INTERNE DES HOPITAUX DE PARIS.

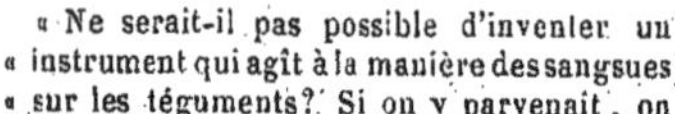

> « Ne serait-il pas possible d'inventer un
> « instrument qui agit à la manière des sangsues
> « sur les téguments? Si on y parvenait, on
> « rendrait un grand service. »
>
> (LISFRANC, *Précis de méd. opératoire,*
> t. I, page 317.)

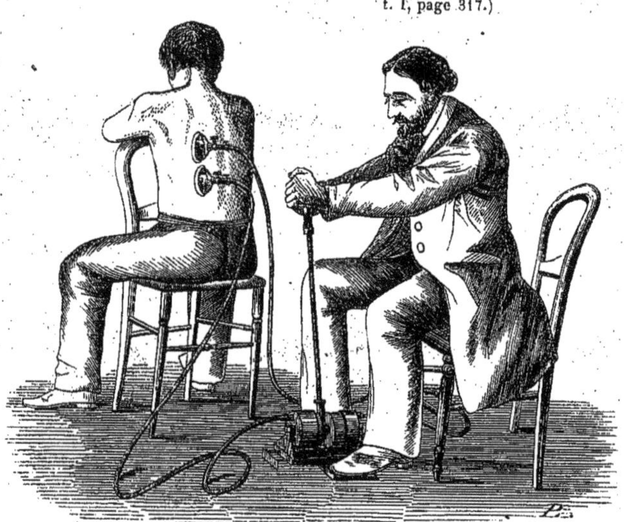

PARIS

J. B. BAILLIÈRE ET FILS,

LIBRAIRES DE L'ACADÉMIE IMPÉRIALE DE MÉDECINE,

Rue Hautefeuille, 19.

1862

LA TERABDELLE

CORBEIL. — TYP. ET STÉR. DE CRÉTÉ.

LA TERABDELLE

OU

MACHINE PNEUMATIQUE

opérant à volonté la saignée locale et la révulsion

AUX PRINCIPALES RÉGIONS DU CORPS HUMAIN

PAR

LE DOCTEUR DAMOISEAU

PRÉSIDENT DE L'ASSOCIATION MÉDICALE DE L'ORNE,
ANCIEN INTERNE DES HOPITAUX DE PARIS.

« Ne serait-il pas possible d'inventer un
« instrument qui agît à la manière des sangsues
« sur les téguments? Si on y parvenait, on
« rendrait un grand service. »

(LISFRANC, *Précis de med. opératoire*,
t. I, page 317.)

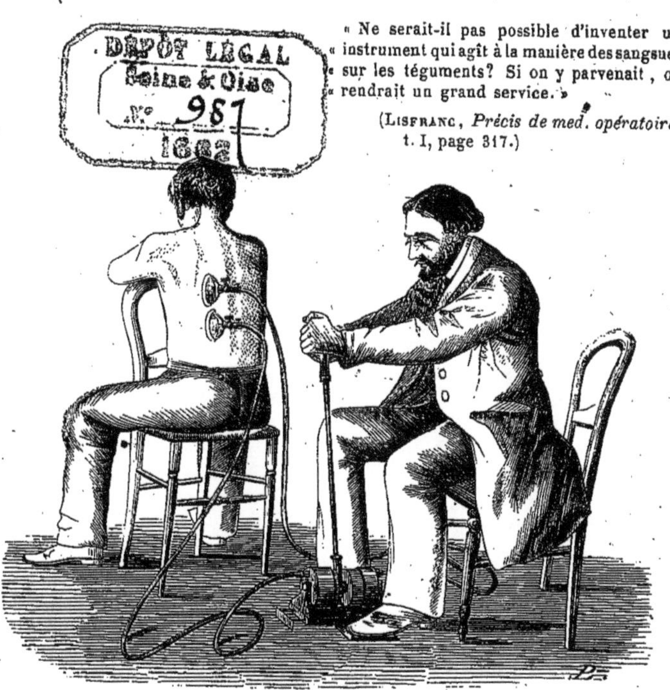

PARIS

J. B. BAILLIÈRE ET FILS,

LIBRAIRES DE L'ACADÉMIE IMPÉRIALE DE MÉDECINE,

Rue Hautefeuille, 19.

1862

LA TERABDELLE

ou

MACHINE PNEUMATIQUE

OPÉRANT A VOLONTÉ LA SAIGNÉE LOCALE ET LA RÉVULSION

AUX PRINCIPALES RÉGIONS DU CORPS HUMAIN.

CHAPITRE PREMIER.

INTRODUCTION

LA TERABDELLE A L'ACADÉMIE DE MÉDECINE.

Les plus importantes découvertes viennent souvent d'où on était loin de les attendre : un inventeur des plus obscurs a eu l'idée de remplacer, dans l'application des ventouses, l'action toujours brutale de la flamme par un coup de piston de machine pneumatique (1).

Il est parvenu, en effet, par une réintroduction

(1) Jusqu'ici on avait essayé de remplacer la flamme dans les verres à ventouses par un plus ou moins grand nombre de coups de piston d'une pompe à air de faible diamètre, que la main de l'opérateur faisait agir dans le but de produire un vide *permanent* et *continu*.

Au moyen de la terabdelle, au contraire, chaque coup de piston fait l'effet d'une flamme et peut renouveler deux fois par seconde la succion de la ventouse dans chaque verre.

Notons qu'un seul coup de piston déplace environ de 150 à 200 centimètres cubes d'air.

facultative d'air à rendre supportable l'action continuelle des pistons de cette machine, *en proportionnant l'intensité du vide à la sensibilité infiniment variable des individus.* Il peut de la sorte répéter jusqu'à deux cents quarante fois par minute ou même davantage le moment utile de l'application d'une ventouse, et extraire sans douleur notable dans le même temps, de 20 à 100 grammes de sang aux principales régions du corps humain. C'est là un progrès considérable qu'il vient modestement offrir à la science. Je m'estime heureux de pouvoir concourir par mon expérience personnelle à la propagation d'une découverte de cette valeur.

Me trouvant en effet le premier en possession de ce puissant instrument, je dois compte à mes confrères des résultats qu'il a produits entre mes mains ainsi que des indications thérapeutiques qui m'ont dirigé dans son emploi.

Il s'agit simplement ici :

1° D'une expérience de physiologie au moyen de laquelle on fait sortir plus abondamment le sang des mouchetures de nos scarificateurs mécaniques que les sangsues ne peuvent le faire couler de leurs propres morsures. Le doute en pareille matière n'est possible qu'à ceux qui ne veulent pas voir ou prendre la peine de répéter eux-mêmes les expériences;

2° d'une série de cas de guérison remarquables par la promptitude avec laquelle ils se sont produits. Je ne demande certes pas à en être cru sur parole,

mais seulement qu'en employant avec opportunité
les moyens dont j'ai fait usage on se mette dans le
cas d'en obtenir de semblables ; 3° de quelques con-
sidérations générales auxquelles chacun est libre
d'attacher l'importance qu'il lui plaira.

A vrai dire, la terabdelle étant acceptée et vue
avec faveur à Alençon, où elle est préférée aux sangsues elles-mêmes par la majorité de ceux qui en ont
fait l'expérience, il n'était pas rigoureusement nécessaire de rechercher pour elle l'approbation des
corps savants, car enfin, après tout, le bon moyen de
juger des avantages de la terabdelle sur les sangsues est d'en faire l'essai et la comparaison sur sa
propre peau, et, à ce titre, le public est ici le
meilleur de tous les juges.

Je pouvais donc m'en tenir à ce tribunal et entrer
directement dans le domaine de la publicité sans
passer par l'Académie, mais il m'a semblé plus convenable de commencer par en faire hommage à
cette compagnie savante.

L'Académie de médecine a désigné MM. Vernois
et Boudet pour examiner l'appareil et le lui faire
connaître.

L'inventeur est venu en conséquence dire à
M. Vernois : « Je puis extraire au moyen de la te-
« rabdelle de 20 à 100 grammes de sang par minute
« aux principales régions du corps humain. »

Il est vraiment bien regrettable que cette brusque
affirmation présentée, il faut en convenir, sans tran-

sition ni ménagement par un homme entièrement étranger à la médecine, ait provoqué cette réponse :

« Cela n'est pas, cela ne peut pas être, mais enfin
« nous verrons ce que vous obtiendrez jeudi à l'hô-
« pital. »

L'inventeur se rendit donc le jeudi suivant à l'hôpital Necker.

PREMIÈRE EXPÉRIENCE. — Bien que d'après l'énoncé et les termes du problème, il ne pût être question de tirer du sang dans *toutes* les régions du corps humain, mais seulement dans les *principales*, on exigea, condition *sine quâ non*, que les verres fussent appliqués sur le ventre d'une femme accouchée de la veille.

L'émission sanguine ne fut pas nulle, comme on devait s'y attendre, mais elle fut ce qu'elle pouvait être, c'est-à-dire très-faible, quant à l'effet révulsif qui certes n'est pas le moins important ; il se montra tellement remarquable que la malade répondit en présence de M. Vernois, à l'inventeur qui l'interrogeait, qu'elle se trouvait très-soulagée.

Trop fidèle à sa première impression, si je ne m'abuse : « Non, non, dit M. Vernois, ce n'est pas
« cela qui vous a soulagée. »

DEUXIÈME EXPÉRIENCE. — Appliqués sur le dos d'un malade, deux verres ont extrait 125 grammes de sang en quatre minutes au moyen de deux scarifications pour chaque verre. M. Vernois le reconnaît : « Pourtant il tire du sang, » dit-il, et il se retire confiant à ses internes le soin de constater les résultats ultérieurs.

TROISIÈME EXPÉRIENCE. — Un seul verre extrait 85 grammes de sang en quatre minutes, et toujours au moyen de deux coups de scarificateur, sous les yeux de ces messieurs.

QUATRIÈME EXPÉRIENCE. — Un seul verre extrait 55 grammes de sang en deux minutes, et toujours au moyen de deux coups de scarificateur seulement.

Voilà les faits sur lesquels M. Vernois a été vainement sollicité de faire un rapport par M. Amédée Latour, qui du reste, et je tiens à l'en remercier ici, a secondé l'inventeur avec son obligeance habituelle.

Comme il ne m'appartient pas d'apprécier les actes de l'honorable académicien, je demande la permission d'en appeler à ses collègues, ainsi qu'à tous nos confrères, par un simple exposé des corollaires rigoureusement contenus dans les expériences de l'hôpital Necker.

Reprenons les faits :

PREMIÈRE EXPÉRIENCE. — Si l'inventeur eût dit à M. Vernois : « Je puis tirer de 20 à 100 grammes de sang par minute dans *toutes* les régions du corps humain, » il est clair que la première expérience le mettrait en défaut; mais non, il a eu soin de limiter les saignées locales qu'il annonçait aux *principales* régions seulement.

Entendons-nous toutefois sur ce point; les régions

principales dont il est question sont : l'occiput et les apophyses mastoïdes, les gouttières vertébrales, les lombes, les régions fessières.

Lorsqu'on peut à son choix appliquer le verre dans une ou deux de ces régions, le succès de la saignée est plus assuré par la terabdelle que par la lancette elle-même, et l'on peut extraire alors de 30 à 100 grammes de sang par minute.

Dans le cas où l'on est privé de la faculté de recourir à la saignée occipitale on n'obtient, en général, que de 20 à 100 grammes de sang dans le même temps ; tel est justement le cas où l'inventeur s'était placé.

Sur le trajet des membres et les articulations, la saignée, quoique très-abondante parfois, ne s'élève pas moyennement, en général, au-dessus de 20 à 50 grammes, toujours dans l'espace d'une minute.

Au reste, toute partie du corps offrant une surface plane et résistante de $0^m,20$ environ de superficie circulaire ou elliptique, peut être ventousée avec saignée locale plus ou moins abondante, à l'exception pourtant des parois de l'abdomen et du scrotum dont la constitution anatomique s'y oppose, ainsi qu'on l'a de tout temps observé.

Mais l'émission sanguine n'est pas le seul effet des ventouses ; la révulsion qu'elle produit n'a pas une moindre valeur, aussi la voyons-nous se manifester dans la première expérience en l'absence de la saignée locale.

De quelle affection était atteinte la malade qui est le sujet de la première expérience? Je n'en sais rien, toujours est-il qu'elle était accouchée de la veille et que des douleurs vives dans l'hypogastre lui arrachaient des cris. Cette malheureuse a-t-elle guéri ou succombé? Je l'ignore absolument, mais ce que je sais, c'est qu'après avoir subi une application de deux verres à ventouses sur le ventre pendant environ quinze minutes elle a déclaré qu'elle était très-soulagée.

Ce soulagement arrivé pendant l'opération doit évidemment être attribué à l'action bienfaisante des ventouses. C'est là incontestablement un fait remarquable; il doit être ajouté à une multitude d'autres que je possède et qui m'ont démontré depuis longtemps que l'effet révulsif des ventouses s'ajoute comme leur effet évacuatif, sans qu'il soit nécessaire de détacher les verres et de les changer de place.

Appliqués à l'occiput, en effet, ces mêmes verres eussent extrait en quinze minutes de 500 à 1500 grammes de sang, et cette énorme saignée eût été le produit de la répétition de trois mille six cents coups de piston et comme l'effet révulsif, qui ne se voit pas, doit être, ce me semble, parallèle et proportionnel à l'effet évacuatif, qui se pèse et se mesure avec le sang, il n'y a pas lieu de s'étonner des remarquables résultats thérapeutiques qu'il produit.

Deuxième expérience. — 125 grammes de sang ont été extraits par deux verres en quatre minutes; donc, 31 grammes sont sortis en une minute, chiffre qui dépasse de 11 grammes le minimum annoncé.

Troisième expérience. — Un seul verre a extrait 85 grammes de sang en quatre minutes. Si l'on eût fait agir deux verres, comme dans le premier cas, le résultat, sans doute, eût été double, c'est-à-dire de 150, ce qui porte à 42 le nombre de grammes qui fût sorti en une minute.

Quatrième expérience. — Un seul verre en deux minutes extrait 55 grammes de sang. Deux verres en eussent extrait 110 et pendant quatre minutes 220, c'est-à-dire 55 à la minute.

Si l'on veut bien considérer que les verres n'ont été appliqués que pendant les quatre premières minutes, on devra être satisfait du résultat obtenu, car en général, le maximum d'effet ne se produit pas avant la huitième ou la dixième minute, et il est donc à présumer que si les expériences eussent été continuées pendant dix minutes, la quantité de sang extrait eût été proportionnellement plus considérable.

Il importe de faire remarquer également en terminant ce compte rendu que, non-seulement les malades ne se sont pas plaints, mais qu'ils ont été même satisfaits des opérations.

Il reste toutefois encore une objection venue de l'hôpital Necker et d'ailleurs à laquelle je demande la permission de répondre en deux mots.

« L'appareil est trop volumineux, trop lourd,
« trop embarrassant, dit-on, pour entrer jamais
« dans la pratique. »

J'en conviens, cela serait vrai si les médecins de-
vaient pouvoir mettre dans leur poche tous leurs
instruments. Mais il n'en est rien, et quels que soient
le poids et le volume actuel de la terabdelle (1),
elle n'en peut pas moins facilement se trouver sous
la main du médecin, dans son cabinet, dans la caisse
de sa voiture, à l'hôpital, dans les établissements
publics, les vaisseaux, les régiments, etc.

Il est vrai que les praticiens qui font, à cheval, le
service médical des campagnes ne l'auront pas à leur
disposition, et c'est là une lacune très-regrettable.

Disons-le toutefois, aussitôt que l'on pourra con-
sacrer quelques fonds à la construction de l'instrument, il sera facile, si je ne me trompe, d'en faire
établir un que nos confrères puissent porter en
trousse avec leurs autres appareils.

Convenons-en, cet *unique* reproche adressé par
la critique à la terabdelle, est un éloge indirect
de haute valeur, car après tout, les appareils infi-
dèles que, dans le commerce, on vend pour le même
objet sont plus volumineux et plus embarrassants,
et pourtant, comme tout le monde, je les ai achetés,
dans le temps, sans même songer à m'en plaindre.

(1) Son poids est en réalité de 5 kilogrammes, et son volume
de 7 décimètres cubes environ.

CHAPITRE II.

DESCRIPTION DE LA TERABDELLE. — MANIÈRE DE S'EN SERVIR. — THÉORIE.

La terabdelle ou sangsue pneumatique est une double pompe aspirante destinée à extraire du corps

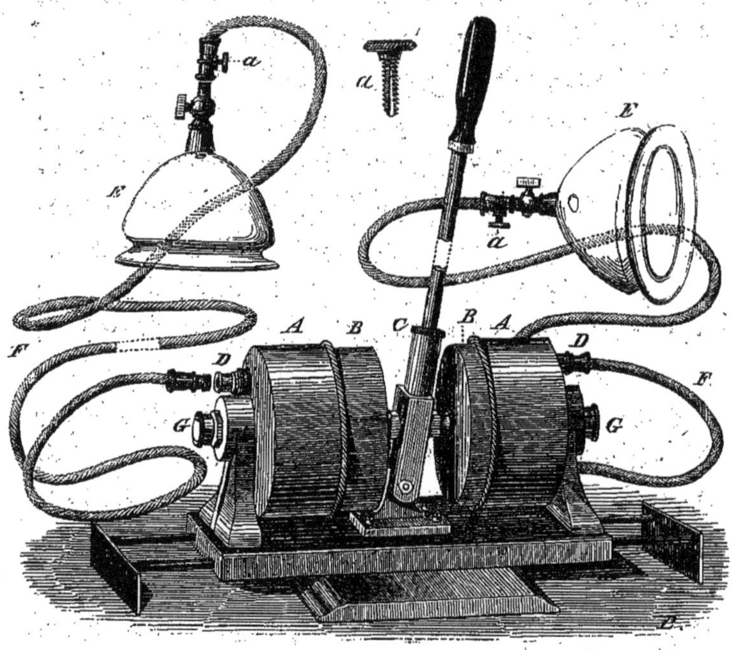

Fig. 1.

humain le sang et les autres liquides au moyen de la succion qu'elle exerce dans les verres à ventouses

sur des ouvertures naturelles, artificielles ou acci-
dentelles (1).

L'appareil est composé :

1° De deux corps de pompe A, A, fixés sur un piédestal destiné à reposer sur le sol. Ils communi-
quent par deux longs tubes flexibles F, F, avec deux
verres à ventouses appliqués sur la peau E, E.

2° De deux pistons B, B, montés aux deux bouts
d'une tige métallique horizontale, et ajustés dans
les deux corps de pompe.

3° D'un levier à main vertical en forme de brin-
bale C tournant, d'un bout, sur un pivot fixé au
piédestal, et de l'autre mis en mouvement par les
deux mains du manœuvre. Il sert à imprimer simultanément aux deux pistons le mouvement de va et
vient nécessaire à la marche de l'appareil.

Chaque corps de pompe est muni de deux soupapes D, G, l'une est destinée à l'aspiration D et
couvre l'extrémité du tube, et l'autre qui se rapporte à l'évacuation de l'air G, communique avec
l'atmosphère.

Chacun de ces tubes renferme un filtre ou tamis
de soie pour mettre les soupapes à l'abri des corps
étrangers.

---

(1) Naturelles : Le sein, le museau de tanche, etc., etc.
    Artificielles : Les coupures des scarificateurs mécaniques,
        les piqûres de la lancette, les incisions du bis-
        touri, les tubes capillaires des troicarts, etc.
    Accidentelles : La morsure des animaux enragés, les plaies
        envenimées et empoisonnées, etc., etc.

Un anneau ou manchon circulaire en cuir gras s'oppose à la rentrée de l'air entre le piston et le corps de pompe.

4° Enfin, d'une soupape ou robinet de réintroduction d'air a, pratiquée sur la garniture en cuivre du tube qui avoisine les verres.

5° Les verres employés ont presque tous pour caractère d'offrir une large embouchure, avec peu de hauteur comparativement, tout en conservant la capacité voulue. Pour éviter les inconvénients de la pression qu'ils exercent sur les tissus, leurs lèvres sont repliées à la manière des bords d'un chapeau. Deux verres à embouchure ovale ou elliptique suffisent dans la plupart des cas.

Certaines parties du corps exigent des verres particuliers, c'est ainsi que la grande ventouse du bassin a onze centimètres environ de diamètre à son embouchure.

Il y a aussi un verre spécial pour le sein ; il y en a également un pour les doigts, les gencives, le museau de tanche, etc.

Un verre à deux tubulures est de même nécessaire pour servir de réservoir quand on doit extraire une grande quantité de liquides.

Le scarificateur à seize lames, la brosse destinée à le nettoyer ne sont que des accessoires.

Manière de faire usage de la terabdelle.

Le malade étant couché et au besoin les poils ou

les cheveux soigneusement rasés, on déploie les
tubes, et le manœuvre qui est assis place l'appareil
immédiatement sur le sol et entre ses jambes (*fig*. 2).

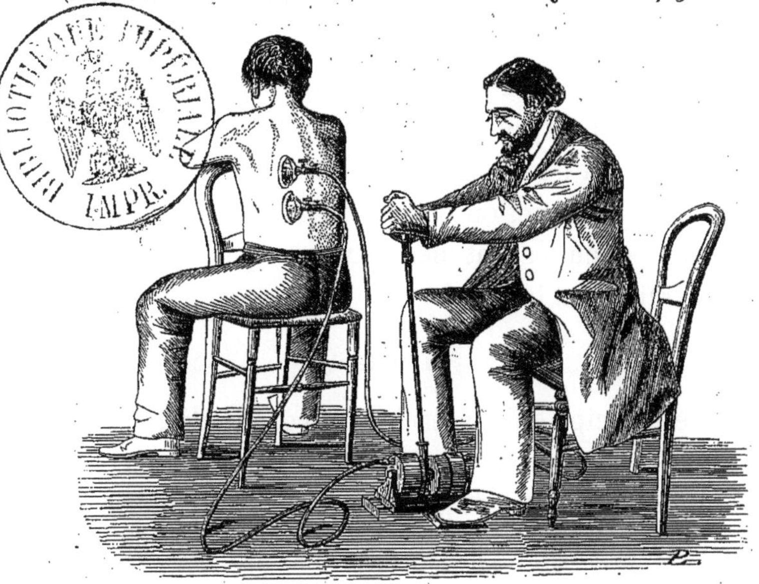

Fig. 2.

Les verres sont appliqués sur la peau, les tubes sont
ajustés sur les verres et les soupapes de réintroduction étant complétement ouvertes, on commande au
manœuvre de fixer solidement l'appareil avec ses
pieds et d'exécuter en même temps avec ses bras
des mouvements de va-et-vient qu'il doit répéter
environ une ou deux fois par seconde pendant toute
la durée de l'opération.

La peau une fois engourdie, on fait agir l'appareil
dans toute sa puissance en diminuant la réintroduction, et quand les téguments paraissent d'un

beau rouge, on détache subitement le verre. On sca-
rifie trois ou quatre fois, plus ou moins, suivant les
cas. Le verre étant ensuite réappliqué le pluspromp-
tement possible, le manœuvre recommence son
mouvement de va-et-vient et l'on suit de l'œil les
effets produits en faisant varier la réintroduction
quand il est nécessaire. La quantité de sang désirée
une fois obtenue, on enlève les verres, on essuie les
coupures, on les oint même avec un peu d'huile, et
l'opération est terminée.

Théorie.

Le principe qui a présidé à la construction de cet
appareil consiste à produire sur la peau, ou sur
toute autre partie du corps qui se trouve couverte
par la ventouse, un mouvement alternatif de succion
par le vide et de dépression par une réintroduction
partielle d'air, de façon à ce que cette partie du corps
soit alternativement soulevée et déprimée. Ces mouvements répétés deux fois par seconde, plus ou moins,
pendant toute la durée de l'opération, empêchent
la coagulation du sang dans l'intérieur des scarifications et favorisent d'ailleurs la circulation de ce
liquide dans les tissus nécessairement comprimés
par les bords des verres.

Quoi qu'il en soit de cette explication théorique,
toujours est-il que, l'appareil étant en marche, on
voit le sang sortir quand l'air rentre convenablement.

Résultats.

1° Comme saignée locale. La terabdelle permet d'extraire, sans douleur notable, ainsi que nous l'avons déjà dit, de 20 à 100 grammes de sang par minute aux principales régions du corps humain, et les mouchetures qui fournissent le sang guérissent très-vite, sont rarement ecchymosées, ne laissent même bien souvent aucune marque à la peau.

2° Sous le rapport de l'effet hémospasique. La terabdelle permet, si l'on a soin de multiplier suffisamment les verres, de retenir par l'effet du vide une quantité de sang comparable à celle que les appareils Junod empêchaient de circuler et tenaient pour ainsi dire en réserve dans la profondeur des membres.

3° Comme simple révulsion. Si le type d'une bonne révulsion est l'effet d'une simple ventouse sèche, quel résultat ne peut-on pas obtenir en répétant 240 fois par minute le moment vraiment utile de cette ventouse?

La grande question de la sangsue mécanique avait depuis longtemps fixé l'attention des praticiens. On lit en effet dans le *Précis de médecine opératoire* de Lisfranc (1) :

« On a fait un grand nombre d'essais pour remplacer les sangsues par les mouchetures et par les

(1) *Précis de médecine opératoire*, t. I, p. 317.

scarifications en les couvrant avec une pompe, mais les essais que j'ai tentés moi-même souvent ne sont pas en général heureux ; il semblerait que l'action du suçoir armé de dents des annélides concourt beaucoup aux résultats ordinairement avantageux obtenus par ces vers aquatiques ; ne serait-il pas possible d'inventer un instrument qui agît à leur manière sur les téguments ? Si l'on y parvenait, on rendrait un grand service, car la classe pauvre fournit difficilement aux frais exigés pour se procurer des sangsues ; il est d'ailleurs des pays où il n'est pas aisé d'en avoir ; il en est d'autres où le médecin en manque complétement. »

C'est bien évidemment à tort que le célèbre chirurgien de la Pitié attribue les succès des sangsues aux dents dont leur bouche est armée. Les jeunes animaux, qui sucent avec une rare perfection, le font en effet sans le concours de leurs dents.

Si les mouchetures de nos scarificateurs saignent si imparfaitement sous nos verres à ventouses, cela ne tiendrait-il pas à la permanence de l'aspiration et à la continuité de la tension et de la compression qui, en gênant la circulation du sang, favorise par l'immobilité des tissus divisés la formation des caillots hémostatiques ?

Cette observation n'avait point échappé à Bakler, célèbre chirurgien ventouseur du roi d'Angleterre, puisqu'il détachait ses verres toutes les deux ou trois minutes pour renouveler le vide dans leur intérieur.

Les ventouseurs de profession en tiennent également-
ment compte, puisqu'ils adoptent généralement cette
méthode d'opérer, bien qu'elle soit toujours d'une
exécution difficile et souvent très-douloureuse pour
les malades.

La terabdelle n'a point ces inconvénients. L'aspiration qu'elle produit se répète environ deux fois
par seconde dans chaque verre, sans qu'il soit nécessaire de le détacher de la peau.

La raréfaction d'abord très-considérable de l'air
et l'énergique effort de succion qui en résulte, se
détendent immédiatement et se mesurent à la volonté de l'opérateur au moyen d'une soupape de
réintroduction.

De cette manière la peau scarifiée se tend et se
détend, subissant un mouvement alternatif favora-
ble à l'écoulement du sang. Les verres de leur côté
obéissent à une oscillation correspondante et con-
courent au même but en rendant intermittentes les
compressions inévitables qu'ils exercent ; c'est ainsi
qu'ils donnent à l'opération une ressemblance frappante avec la succion naturelle des animaux.

L'effet utile de la ventouse sous le rapport de la
révulsion et de la succion du sang se répétant au
moyen de la terabdelle deux fois par seconde dans
chaque verre, et ces effets s'additionnant plus ou
moins les uns aux autres, on voit que le malade doit
éprouver l'action bienfaisante de deux cent quarante
aspirations de ventouses par minute, autant du moins

que ce court espace de temps le permet, ce qui donne
le moyen de pratiquer des saignées locales à volonté,
et de produire des révulsions dont les effets thérapeutiques dépassent tout ce que l'on pouvait attendre.

CHAPITRE III.

LA TERABDELLE ET LA VENTOUSE JUNOD.

Celse fait des ventouses appliquées par les pro-
cédés ordinaires la critique la plus judicieuse quand
il dit : « Ce remède est à la fois moins violent et plus
« sûr : il n'est jamais dangereux, même dans le fort
« du redoublement de la fièvre..... Ainsi il vaut
« mieux appliquer les ventouses lorsque la saignée
« étant nécessaire il y aurait un danger évident à
« ouvrir la veine ; ou bien s'il s'agit simplement d'une
« maladie locale. Cependant, on ne doit pas ignorer
« que s'il n'y a point de danger à craindre de l'usage
« des ventouses, il y a aussi moins de secours à en
« attendre, et qu'on ne peut remédier à des maux
« violents que par des moyens énergiques (1). »

Le mérite de la découverte du docteur Junod est
d'avoir, en donnant une étendue immense à la surface ventousée, transformé les anciens appareils en
un moyen gigantesque d'hémospasie et de révulsion.

Malheureusement la nouvelle ventouse, en ac-

____

(1) A. Celse, *De la médecine*, Paris 1824, liv. II, section XI, p. 83.

quérant de la puissance, n'a pu éviter de devenir
dangereuse, et les congestions et infiltrations san-
guines qu'elle produit nécessairement dans la profondeur des membres la rendront toujours d'un
emploi plus ou moins incertain, et quelquefois
même redoutable.

Un autre défaut de cet instrument est de n'agir
pour ainsi dire que par hémospasie, c'est-à-dire
seulement en retenant dans l'intérieur des organes
une énorme quantité de sang momentanément sous-
traite ainsi au courant circulatoire.

L'hémospasie pratiquée convenablement et en
temps opportun, a une grande valeur, sans doute,
mais la saignée locale et la révulsion employées dans
les mêmes conditions, ne sont pas moins importantes,
et l'on peut adresser au docteur Junod le grave reproche de s'être attaché spécialement à un seul des
trois effets bienfaisants de la ventouse classique.

Toutefois, lorsqu'au moyen de l'hémospasie por-
tée très-loin, on voyait le membre sortir des boîtes
avec la couleur uniformément ardoisée, on pouvait
admettre qu'une saignée plus ou moins abondante
avait réellement eu lieu et que le sang, au lieu d'être
extrait du corps, avait été répandu dans le tissu cel-
lulaire. Mais alors ce n'était plus de l'hémospasie,
c'était une vaste hémorrhagie par infiltration, c'est-
à-dire un accident plus ou moins grave que la nature
était obligée de réparer au moyen d'une grande
dépense de force d'absorption.

Tel est l'écueil véritable de la ventouse Junod.

Ayant mille fois expérimenté dans l'application des verres de la terabdelle combien il est difficile, même en gouvernant avec tout le soin possible la rentrée de l'air, d'éviter toujours l'ecchymose des téguments que l'on a sous les yeux, j'estime qu'il est impossible de s'en défendre quand le vide agit sur toute la surface d'un membre soustrait aux regards dans l'intérieur d'une boîte opaque.

Quoi qu'il en soit au fond de la méthode Junod, elle n'en a pas moins signalé son apparition par de grands résultats thérapeutiques. Chose singulière! en parcourant les faits qui ont été publiés par les docteurs Junod et de Bonnard, il m'a semblé lire mes propres observations; les résultats se produisent de part et d'autre de la même manière, c'est-à-dire souvent à l'instant même et séance tenante. Un contraste des plus frappants s'est pourtant manifesté, car tandis que les triomphes de l'hémospasie se montrent de préférence dans les maladies des poumons et des voies respiratoires en général, les succès de la terabdelle ont été particulièrement remarquables contre toute une classe de maladies graves, où celle-ci échouait complétement.

« Toutes les congestions ne cèdent pas à ce gigan-
« tesque moyen, dit le docteur de Bonnard (1); les
« organes encéphaliques vivent pour ainsi dire dans
« la boîte osseuse du crâne comme retranchés dans

(1) *De l'hémospasie*, 1840.

« une forteresse impénétrable aux moyens de l'hé-
« mospasie. »

Tel est justement le plus frappant résultat de la
terabdelle, qui au moyen d'une saignée occipitale opportune, suffisante et rapide, dissipe en quelques instants les symptômes de la congestion, de l'hémorrhagie et de l'inflammation cérébrales commençantes.

Pour imprimer aux anciens appareils toute la puissance désirable, c'est-à-dire pour obtenir des effets
de saignée locale, d'hémospasie et révulsion pour
ainsi dire sans limites, la terabdelle n'a pas cherché à provoquer des congestions ou des hémorrha-
gies dans la profondeur des membres, car elle a agi
au moyen de verres dont l'embouchure a été calculée
pour s'appliquer à la surface périphérique des principales régions du corps ; ce n'est donc point dans
l'étendue de la surface ventousée qu'elle a été pui-
ser son énergie, ce n'est pas non plus dans l'intensité du vide qu'elle pourrait produire ; non, il est de
principe, en effet, dans sa construction comme dans
son emploi, que le vide pour être utile et inoffensif
à la fois doit être non-seulement modéré, mais encore mesuré et gradué suivant la sensibilité parti-
culière de chaque malade.

Mais d'où vient donc à la terabdelle sa puissance
illimitée ?

Pour le comprendre, il importe d'abord de s'être
bien rendu compte de l'origine de la force dans la
ventouse classique. Elle dépend évidemment :

1° De l'intensité du vide produit dans l'intérieur du verre ;

2° Du nombre de centimètres carrés de la surface cutanée que couvre l'embouchure de ce même verre ;

3° Du nombre de verres appliqués : il peut s'élever jusqu'à plusieurs centaines sur le même malade (1);

4° Du nombre de fois que l'on renouvelle l'aspiration dans chaque verre.

Les médecins qui ont cherché à augmenter l'action des ventouses en multipliant le nombre des verres étaient heureusement inspirés, mais ils ont été arrêtés par le matériel immense qu'exige la mise à exécution de leur pensée. Que faire en effet de cent verres à ventouses ?

D'autres, et ce sont les ventouseurs de profession, se sont contentés d'un certain nombre de verres, de douze, par exemple, qu'ils ont appliqués en les détachant successivement toutes les deux ou trois minutes, ce qui leur a permis de renouveler le vide cent quatre-vingts fois à la surface de la peau en une demi-heure.

Il en est enfin qui, en faisant usage de verres à tubulures et à robinets, ont remplacé la flamme par une petite pompe à air, à l'aide de laquelle ils ont renouvelé le vide sans détacher les verres; ceux-là étaient sur la voie du progrès. Mais, chose à peine

(1) On lit dans les *Archives de médecine* (novembre 1857) six observations de fièvre typhoïde à forme thoracique, où l'on voit M. Béhier prescrire aux malades avec succès : 120, 160, 460, 530, 500 et 200 ventouses sèches en quelques jours.

croyable, ils n'ont pas remarqué qu'en général l'écoulement du sang est en raison inverse de ce qu'ils appellent la perfection de leurs appareils, et que la sortie de ce liquide est d'autant plus abondante que la rentrée de l'air dans leurs verres est plus facile, si l'on a soin toutefois de continuer la manœuvre de la pompe. Ils n'ont pas fait attention non plus que le vide permanent et continu n'est propre qu'à amener l'arrêt ou l'infiltration du sang dans les téguments embrassés par la ventouse, tandis que *la révulsion résulte essentiellement d'une aspiration répétée* et l'écoulement du sang de la détente qui suit immédiatement cette aspiration.

Cela posé, il a suffi pour construire la terabdelle de substituer à la petite pompe à air en usage une véritable machine pneumatique, agissant continuellement et dont chaque aspiration déplace de 150 à 200 centimètres cubes d'air. On a pu multiplier ainsi l'effet aspirateur de la ventouse à l'égal des coups de piston, à la condition bien entendu qu'une rentrée d'air fournisse un aliment suffisant au jeu de la machine. A chaque coup de pompe, en effet, correspond un vide puissant et un énergique appel de sang immédiatement suivi d'une détente et d'un écoulement plus ou moins considérable de ce liquide.

Si donc la terabdelle possède une puissance illimitée de saignée locale et de révulsion, c'est que chacun de ses coups de piston produit véritablement l'effet aspirateur d'une ventouse et se répète environ deux fois par seconde dans chaque verre, ce qui permet d'atteindre le chiffre *fabuleux de quatre mille huit cents aspirations en vingt minutes dans les deux verres.*

CHAPITRE IV.

LA TERABDELLE ET L'ANCIENNE VENTOUSE A SUCCION DES ÉGYPTIENS

Comme la plupart de nos prétendues découvertes, la terabdelle n'est point, à parler rigoureusement, une invention nouvelle. La ventouse à succion que nous retrouvons aujourd'hui ne s'exerçait-elle pas primitivement, en effet, au moyen de la bouche des esclaves, et, sous cette forme, ne constitue-t-elle pas en réalité l'une des plus anciennes traditions du genre humain ? Il ne saurait y avoir aucun doute à cet égard. Cette pratique remonte au temps de l'Esculape égyptien, c'est-à-dire, suivant Sydenham, environ mille ans avant l'Esculape grec; de cette source vraiment mythologique elle a passé à tous les peuples primitifs, dans la chirurgie desquels on la voit jouer le plus grand rôle, ainsi que le docteur Fonssagrives en a fait l'observation dans ses longues pérégrinations comme médecin de la marine (1).

La tradition qui s'y rapporte, toute vivante encore en Égypte, a été consignée dans un texte admirable

(1) *Union médicale* du 3 février 1859.

d'Hérodote, où les effets des ventouses sont énumérés et groupés avec une remarquable précision (1).

Notre illustre Larrey avait puisé à cette source la grande confiance qu'il affichait pour les ventouses scarifiées.

Si la poitrine des esclaves avait assez de force pour produire de tels résultats, que ne devons-nous pas attendre de notre machine pneumatique? Je l'atteste ici, ce que j'ai vu jusqu'à présent, ainsi qu'on en pourra juger en lisant les observations ci-après, dépasse toutes les prévisions.

C'est vrai, dira-t-on, l'invention paraît bonne, mais elle arrive *trop tard.* Broussais et son école ont disparu, et l'on ne saigne presque plus aujourd'hui.

J'en conviens, la médecine, semblable en cela à l'humanité elle-même, a coutume de tomber d'un excès daus un autre. On saigne peu, c'est vrai, mais, n'en doutons pas, on saignera davantage quand on pourra opérer avec mesure et sécu-

(1) Les ventouses, est-il dit, peuvent évacuer les matières de la tête, supprimer la douleur, diminuer l'inflammation, dissiper les accumulations de gaz, rappeler l'appétit, renforcer l'orifice de l'estomac quand il est relâché ou affaibli, faire cesser la défaillance, transporter les matières de la profondeur du corps vers la surface, dessécher les fluxions, arrêter les écoulements de sang, rappeler le retour des règles, attirer les substances délétères, chasser les frissons, résoudre les maladies périodiques, réveiller les malades plongés dans le cataphora, produire du sommeil, oulager la lourdeur, tels sont les effets des ventouses, auxquels il faut ajouter ceux qui leur sont analogues. (Oribase, *Coll. méd.* VII, 17. *OEuvres,* traduction de MM. Bussemaker et Daremberg. Paris 1854, t. II, p. 62.)

rité des saignées locales suffisamment abondantes.

Je comprends qu'il faille ménager le sang qui circule; mais que perd un malade, je vous le demande, lorsqu'on extrait en quelques minutes de l'intérieur de sa tête 5 à 600 grammes de sang noir et couenneux qui étranglaient l'encéphale dans sa boîte osseuse? Rien, bien évidemment, mais il y gagne de voir disparaître à l'instant tout le funèbre cortége des symptômes de la congestion, de la compression et de l'inflammation cérébrales commençantes.

Le dégorgement immédiat de l'appareil vasculaire de l'encéphale par la saignée locale que la terabdelle permet de pratiquer à la base du crâne, est démontré pour moi, non-seulement par le rétablissement instantané des fonctions, mais encore parce que, dans le cas de congestions cérébro-oculaires, par exemple, il tombe en quelque sorte sous nos sens, puisque, pendant l'opération, nous voyons les globes oculaires blanchir en même temps que la vision se rétablit.

Pratiquée en lieu convenable, en temps opportun et en quantité suffisante, la saignée locale, par ses succès souvent instantanés, est appelée, si je ne me trompe, à terrasser quelque jour le monstre du scepticisme en thérapeuthique, pour faire revivre parmi nous la foi médicale des anciens maîtres (1).

« La critique est aisée lorsqu'on ne prend que la

______

(1) L'antiquité, dit quelque part Bordas, est en quelque sorte la souveraine des temps futurs.

« superficie des objets, dit l'illustre chirurgien de
« Lyon, Pouteau (1); la théorie des anciens lui offre
« ici un vaste champ, mais la pratique de ces pre-
« miers maîtres, toujours guidés par l'expérience,
« ressemble à ces étoiles qu'une profonde nuit rend
« encore plus étincelantes. »

Qu'il me soit donc permis d'appeler l'attention
sur les aphorismes suivants, qui ont été pour moi
la source des plus précieuses indications.

1° Pour arrêter le flux menstruel chez les femmes,
appliquez une très-grande ventouse à la mamelle (2),
et *vice versa*. Appliquez sur la hanche une ventouse très-grande qu'on laissera tirer pendant longtemps (3).

Dans la pratique, j'ai été conduit à substituer
inter humeros à ces expressions du texte *ad mammas*,
et par *ad coxas*, j'ai entendu *sur le bassin.*

2° Si la tête est violemment douloureuse, quelque
partie du crâne qui soit affectée, appliquez-y une
ventouse (4).

3° On fait surtout usage des ventouses lorsque le
mal n'est pas répandu par tout le corps, mais occupe
seulement une partie qu'il suffit d'en débarrasser
pour rétablir la santé (5).

(1) Pouteau, t. III, p. 271.
(2) Hippocrate, *Œuvres*, trad. Littré, II⁰ livre des Épidémies,
sect. vi, 16, t. V, p. 137, et aphorismes, sect. v, 50, t. IV, p. 531.
(3) *Ibid.* Nature de la femme, 5, t. VII, p. 319.
(4) *Ibid.*, Coaques.
(5) Celse, *Traité de la médecine*, Paris, 1824, p. 83.

Pénétré de cette pensée de Van Swieten : « Qui
« veterum castis observationibus jungunt recentio-
« rum inventa, optima videntur habere medicinæ
« fundamenta (1). » Je me suis appliqué à mettre en
pratique les préceptes posés par les anciens à l'aide
du puissant appareil qui a été mis à ma disposition;
et il m'est arrivé d'obtenir ainsi des guérisons vraiment remarquables, que je mets sous les yeux de
mes confrères sans aucun autre commentaire.

CHAPITRE V.

INDICATIONS DE LA TERABDELLE TIRÉES DE LA NOUVELLE PHYSIOLO-GIE (2) ET DE LA NOUVELLE PATHOLOGIE DE LA CIRCULATION.

« Dans presque tous les systèmes de physiologie,
« dit Cuvier, on commence par supposer l'être vivant
« tout formé, au moins en germe, et bien peu de
« physiologistes sont assez hardis pour vouloir dé-
« duire d'un même principe et sa formation primi-

(1) *Commentaria*, t. 1, p. 6.

(2) Les hommes passent, a dit le philosophe, et la science s'ac-
croît. Haller, Bichat, Magendie venaient à peine de constituer la
physiologie proprement dite, la physiologie humaine, qu'un
horizon plus vaste se découvrait.

Grâce à l'anatomie comparée, cette étude antique rendue à
notre siècle, la vue du physiologiste a pu embrasser l'en-
semble des êtres vivants. A l'observation, à l'expérience il a
pu joindre l'art non moins délicat et non moins fécond des comparaisons suivies : les comparaisons ont mené aux rapports, les
rapports ont conduit aux lois. (Flourens, *Éloge de Magendie*).

« tive, et les phénomènes qu'il manifeste une fois
« qu'il jouit de l'existence. »

M. Pidoux s'étant emparé de cette profonde pensée de notre grand naturaliste, est arrivé à formuler
enfin la véritable théorie de la circulation du sang,
qui avait échappé à Harvey et à ses successeurs jusqu'à nos jours.

Suivant lui, au lieu que la circulation du sang soit
tout simplement l'effet mécanique de la double
pompe aspirante et foulante que l'on appelle le
cœur, elle est, au contraire, le principe de l'orga-
nisation et des mouvements de cet organe comme
de tous les autres.

Disons donc avec Cuvier, M. Flourens et M. Pidoux, dans presque tous les systèmes de pathologie,
on commence par supposer la maladie toute formée,
au moins en germe, et bien peu de pathologistes sont
assez hardis pour vouloir déduire d'un même principe et sa formation primitive, et les phénomènes
qu'elle manifeste une fois qu'elle est formée.

De même donc que les organes et les fonctions
dans l'économie vivante émanent d'un même principe, qui est la circulation du sang *normale*, c'est-à-
dire *une* et *universelle*, ainsi les lésions organiques
et les symptômes qui constituent les maladies dé-
coulent de la circulation *anormale*, c'est-à-dire *divi-
sée, décentralisée, dégradée.*

A l'appui de cette doctrine tout à la fois si simple
et si profonde, je trouve cette sentence de Galien :

« Ego aio, cum Hippocrate, si *unum* esset, homo
« nunquàm doleret, neque enim esset unde esset si
« *unum* foret (1). » (Gal. *Introd. de Elem.*).

Et, en effet, toutes les indications thérapeutiques
se groupent autour de cette seule et même pensée :
« *rétablir l'unité et l'universalité dans la circulation.*»

Livrée à elle-même, la nature fait son œuvre en
maintenant le cours du sang dans son unité physiologique, mais de quelle manière fait-elle cette œuvre?
Écoutons Sydenham : « Natura enim sibi permissa
« negotium suum suo tempore exsequitur, mate-
« riamque, debito ordine ac viâ, tum secernit, tum
« etiam expellit, ut (in junioribus præsertim vegetis-
« què temperamentis), nostrâ ope, nostris artificiis
« atque auxiliis non indigeat; suis viribus optime
« instructa, suis opibus locuples, suo denique in-
« genio satis edocta (2). » (Sydenham, *Const. épid.*
an, 1667 et 1668).

Mais ses matériaux peuvent lui manquer, ses forces
défaillir, et son génie se trouver en défaut ; dans tous
ces cas il appartient à l'art d'intervenir en temps
opportun.

---

(1) Le grand moyen de notre unité physiologique étant la circulation du sang, on découvre dans la profonde pensée des pères
de la médecine, cette règle de pratique chirurgicale qui domine
tout notre sujet : *Entre les solides et nos tissus vivants, l'intermit-
tence est la loi des compressions inoffensives.*

(2) L'admirable vérité de ces paroles se fait remarquer surtout
lorsque de ce point de vue on observe attentivement les hémor-
rhagies.

C'est ainsi que l'anarchie circulatoire, si remarquable qui se manifeste à l'origine de nos grandes maladies aiguës, tient souvent à l'état couenneux du sang, qui rend son passage plus difficile à travers la trame organique de nos principaux viscères. Le cœur devenant alors impuissant à vaincre des résistances insolites, l'art doit lui venir en aide.

On l'a fait jusqu'ici en diminuant la masse du sang au moyen de la lancette. La quantité de ce liquide une fois réduite par une saignée opportune et suffisante, on laissait à la nature le soin de dissiper les engorgements locaux, tout en l'aidant encore toutefois, à l'occasion, par des applications de sangsues ou de ventouses scarifiées.

Malheureusement ces deux moyens, par la faiblesse, la lenteur et l'infidélité de leur action, n'ont point été jusque ici sous la main des praticiens.

La terabdelle a pour but principal de mettre la saignée locale à leur disposition, en leur fournissant le moyen de faire saigner à volonté les mouchetures de nos scarificateurs mécaniques.

Rien n'est plus simple : il ne s'agit que de communiquer au sang dans l'intérieur des coupures des mouvements répétés d'aspiration, afin qu'aux impulsions venant du cœur succèdent, sans interruption, des mouvements communiqués par la pompe aspirante, et que, de la sphère d'impulsion du centre circulatoire, le liquide sanguin puisse passer, sans se coaguler, dans la sphère d'attraction d'un véritable cœur artificiel qui vient en aide à la nature avec toute l'énergie dynamique d'un manœuvre.

Cet appareil est donc véritablement comme un cœur extérieur aspirateur d'une énorme puissance, et dont les aspirations et les compressions intermittentes, et par là même inoffensives, sont fécondes en résultats utiles, parce qu'elles sont réglées à la volonté de l'opérateur.

Muni de ce puissant instrument, le praticien devient désormais, pour ainsi dire, maître de la circulation tout entière; il peut, en intervenant à propos et procédant par la saignée locale, hémospasie ou simple révulsion, suivant les cas, dissiper ces redoutables congestions qui président évidemment à la formation d'un grand nombre de nos maladies aiguës et ramener même quelquefois immédiatement l'état de santé, en restituant à la circulation son état normal, sa nature intime, qui est d'être à la fois *une et universelle* (1).

(1) Les spéculations abstraites qui font partie intégrante des doctrines médicales, ont, comme on le sait, l'immense danger d'éloigner des réalités de la pratique, ceux qui s'y livrent trop exclusivement. M. le docteur Pidoux, en donnant le premier au vitalisme une base organique, a fait faire, ce me semble, un grand pas à la science. Grâce à lui, en effet, la plus profonde des notions philosophiques qui est l'idée *d'unité* est désormais comme incarnée, pour ainsi dire, dans le langage médical usuel.

Ceux qui n'ont pas l'habitude de la métaphysique n'ont rien de mieux à faire que d'accepter cette doctrine comme une vérité de catéchisme, et de l'appliquer à en tirer des conséquences par voie de déduction.

Mais quant à ceux qui voudraient monter avec le savant mé-

FAITS CLINIQUES.

Ire SECTION.

APOPLEXIES ET HÉMIPLÉGIES PAR CONGESTIONS ET HÉMORRHAGIES
CÉRÉBRALES ACTIVES (1).

Ire OBSERVATION. — Le nommé Philbert (Paul), ouvrier tailleur, âgé de 45 ans, de corpulence apoplectique, grand mangeur et grand buveur, était sujet depuis longtemps à des hémorrhoïdes qui, n'ayant pas flué depuis deux ans, avaient entretenu une céphalalgie opiniâtre, lorsque le 21 avril il fut frappé d'apoplexie avec hémiplégie du côté gauche, sur sa table de travail, chez M. Romet, négociant, rue du Pont-Neuf.

decin de Lariboisière dans les hautes régions où il a été nous la chercher, je leur répéterai le conseil qu'il nous donne depuis longtemps, de lire Bordas-Demoulin, cet éminent philosophe encore trop peu connu qui, dans un magnifique ouvrage couronné par l'Institut, fait voir comment tous les systèmes et *l'esprit* de système lui-même s'évanouissent devant l'Infini que la science moderne a rencontré au bout de toutes ses voies.

Pour lui la vie et l'intelligence embrassent non-seulement l'évolution organique de tous les êtres vivants, mais encore la révélation qui nous en est faite par les cinq formules de nos sens, et elles n'ont qu'un même foyer.

(1) Le nombre des faits que je possède étant très-considérable, il faudrait un volume pour les publier tous. Je me bornerai donc ici à choisir les plus saillants.

Le malade est transporté sur un brancard à son domicile, rue Bonette, n° 1. Je le vois à onze heures; il y a perte complète de la connaissance, immobilité et insensibilité de tout le côté gauche du corps; le pouls est plein, résistant, il y a 80 pulsations à la minute. Saignée au bras de 1 kilogramme. Le soir, application de ventouses sur le bassin au moyen de la terabdelle; elle produit une saignée locale de 1,700 grammes.

22 avril (dimanche). — A son réveil, le malade peut remuer sa jambe et soulever son bras tout d'une pièce; la connaissance est revenue, mais la parole est très-embarrassée; la salive coule toujours involontairement sur la joue; il y a un sentiment de pesanteur et d'embarras dans le côté droit de la tête.

Prescription.— Émétique, 10 centigrammes dans un litre d'eau; plus tard, sirop de Guillé, sinapismes aux jambes.

Les lundi, mardi, mercredi et jeudi. — Continuation des purgatifs qui procurent d'abondantes évacuations.

Vendredi 26. — La parole devenant de plus en plus embarrassée, le pouls d'ailleurs s'étant relevé, je prends la résolution de pratiquer une saignée locale abondante à la base du crâne. Un verre, dont l'embouchure circulaire a 5 centimètres de diamètre et dont la capacité est de 6 décilitres, est appliqué à la région occipitale préalablement rasée;

un autre est placé sur le bassin, et, en moins de vingt-cinq minutes, 1,750 grammes de sang sont extraits ; le verre de la tête s'est entièrement rempli. Le pouls, que je n'ai pas cessé d'avoir sous les doigts pendant toute l'opération, ne faiblit pas un instant ; le malade sent sa tête dégagée ; sa parole, presque inintelligible jusqu'alors, devient plus distincte ; la salive cesse de couler sur la joue. Les verres ne sont pas encore détachés que nous remarquons quelques mouvements dans les doigts et les orteils devenus plus sensibles ; le malade qui se rend compte de cette amélioration subite est radieux ; il rit aux éclats ; je fais tous mes efforts pour le calmer, car il est évidemment en proie à une grande excitation cérébrale.

27 avril (samedi matin). — La nuit a été agitée, mais la force est tellement revenue, qu'ayant engagé le malade à me serrer la main, je ne puis supporter les étreintes de ses doigts ; la bouche est à peine déviée et la parole est presque naturelle.

30 avril. — Le mieux fait des progrès.

10 mai. — Nouvelle saignée, de 800 grammes, sur le bassin.

Le mieux allant toujours croissant, je cesse de voir le malade.

On me rapporte qu'après quelques semaines passées, dit-on, dans *un état voisin de la démence,* Paul a recouvré l'intégrité de toutes ses facultés.

Il vient en effet me voir le 23 juillet, et il me

raconte qu'il est parfaitement guéri et mieux portant qu'il ne l'avait été depuis trois ans. Chose étonnante, il a retrouvé *toute l'énergie et toute l'adresse de sa main paralysée, elle pousse l'aiguille avec autant d'habileté qu'autrefois!* Il a perdu 14^k;500 de son poids ; il se sent alerte et dégagé.

Toutefois les hémorrhoïdes n'ayant pas reparu et le pouls étant d'une remarquable plénitude, je fais extraire 1 kilogramme de sang aux régions fessières, et Paul regagne immédiatement sa table de travail.

1er avril suivant. — Même saignée. Je cesse de voir Paul. Par des raisons d'économie, il s'est adressé au médecin de la Société de secours mutuels. Frappé deux fois pendant les années qui suivirent, il se vit privé de l'usage de sa main et d'une partie de ses facultés intellectuelles. Une saignée au bras, suivie d'un purgatif, avait pourtant été pratiquée à chaque attaque. Enfin, le 30 juin, la femme de Paul m'envoie chercher en toute hâte en me faisant prier d'apporter tous mes appareils pour sauver encore une fois son mari frappé, dit-elle, comme il y a cinq ans.

Paul a l'écume à la bouche, le pouls est intermittent ; une saignée pratiquée simultanément à la veine du bras et au siége ne le sauve pas : il meurt la nuit suivante.

IIe OBSERVATION. — Le nommé Michel (René), âgé de 78 ans, fut frappé d'hémiplégie il y a trois ans. Il gardait le lit depuis trois semaines, croyant à son âge n'avoir plus rien à espérer de la médecine, lorsque, ayant été mandé près de lui et lui ayant extrait 600 grammes de sang à la tête et 400 sur le bassin, il put reprendre dès le lendemain ses travaux habituels dans son jardin. Depuis lors il n'a cessé de jouir d'une excellente santé tout en se livrant aux travaux les plus pénibles de l'agriculture.

IIIe Observation. — Mon voisin, M. X..., âgé de 52 ans, mais vigoureux encore, huit jours après une chute grave sur la tête, qui avait été suivie d'un saignement de nez très-abondant, remarque avec étonnement qu'il ne peut retenir sa canne dans la main droite et qu'il fait des faux pas incessants avec la jambe du même côté. Au moment où il me consulte, les doigts de sa main droite sont tellement engourdis qu'il ne peut les rapprocher.

Une première saignée de 350 grammes à l'occiput et de 150 sur le bassin ne produit aucun effet ; une deuxième saignée, faite vingt-quatre heures plus tard et qui est de 500 grammes à l'occiput et de 100 grammes au siége, procure une guérison instantanée. La main a recouvré toute sa vigueur ; la famille réunie autour du lit de M. X... en fait l'expérience.

IVe Observation. — M. L... est atteint d'hémiplégie grave avec difficulté de la parole, le 19 juillet. Après une application de sangsues et l'administration d'un purgatif, cette maladie est considérée comme incurable. Deux saignées, chacune de 500 grammes, dont 300 à l'occiput et 200 sur le bassin, répétés à vingt-quatre heures d'intervalle procurent une guérison complète. Le troisième jour M. L... est debout, marchant parfaitement et faisant usage de sa main et de sa langue; le cinquième, il entreprend un voyage pour affaires et se livre à toutes ses occupations ordinaires.

Ve Observation. — Le nommé Leblanc, cafetier place du Palais, était, depuis trois jours, frappé d'hémiplégie : 3 kilogrammes de sang extraits en cinq jours, savoir : 825 grammes à la base du crâne et le reste sur le bassin, l'ont complétement et instantanément guéri, puisque, dans l'après-midi du dernier jour, je l'ai trouvé essayant ses forces en levant à bout de bras les tabourets de son café avec son bras paralysé.

VIe Observation. — La veuve Barthélemy, âgée de 68 ans, est paralysée du bras gauche depuis six semaines; elle porte le membre en écharpe et traîne la jambe du même côté. Le travail de la fabrique, qui la faisait vivre, lui est devenu impossible. Je lui extrais en quelques minutes 400 grammes de sang dans la région occipitale et 100 grammes sur le bassin. Deux heures après, les personnes qui me rapportent mes appareils m'apprennent que la veuve Barthélemy a été guérie comme par miracle; elle vient, disent-ils, de s'habiller et de se coiffer en se servant de sa main paralysée. Ayant été la voir le lendemain, je constate *de visu* qu'elle est complétement guérie. Quelques jours après elle a repris son

travail de la fabrique, qu'elle a continué sans interruption pendant plusieurs années.

VIIe OBSERVATION. — Le frère des Écoles chré-
tiennes X..., appartenant à l'établissement de Notre-
Dame d'Alençon, âgé de 25 ans, d'une excellente
santé habituelle, mais en proie depuis quelque
temps à de vives émotions morales, tombe subitement en perte de connaissance le 28 décembre 1858.
La face est turgescente ; la langue, de couleur foncée,
presque noire, sort entre les dents, qui sont enfer-
mées dans son tissu ; une écume sanguinolente dé-
coule de la bouche ; tout le corps est en proie à des
convulsions épileptiformes.

A cette agitation succèdent bientôt le coma le plus
profond et une insensibilité générale. Le malade est
complétement méconnaissable tant sa face a aug-
menté de volume.

Une saignée de 500 grammes, des sangsues aux
jambes agissant en permanence, deux énormes vésicatoires aux cuisses, des lavements purgatifs énergiques sont employés successivement pendant quatre
jours sans aucun résultat.

Le supérieur, ne comptant plus du tout sur le rétablissement de son confrère, écrit à Paris pour lui
demander un remplaçant.

C'est alors que la religieuse qui veillait sur le malade, ayant mis en avant l'idée d'une saignée abondante à la tête suivant ma méthode, le supérieur
vient m'en demander mon opinion. Je suis d'avis

qu'en désespoir de cause et en l'absence de toute autre médication possible, celle-là est rationnelle, *melius anceps.*

600 grammes de sang sont extraits à l'occiput et 200 au siége.

L'opération était à peine terminée que la langue rentre spontanément dans la bouche et que le malade éprouve un profond bâillement. Une heure plus tard, un délire violent se manifeste, le malade accable la sœur qui veille sur lui des plus grossières injures.

Le lendemain matin le délire change de caractère, il tourne à la gaieté; et enfin, au bout de vingt-quatre heures, le Frère X... recouvre sa pleine connaissance.

La convalescence est rapide et sans rechutes.

Le frère en question a quitté l'établissement ; mais le supérieur, témoin de tout ce qui s'est passé, est encore à Alençon.

VIIIe OBSERVATION. — Madame Marchand de Chassé, âgée de 45 ans, bien réglée, d'une forte et très-robuste constitution, douée d'un excellent appétit, avait l'habitude de saigner abondamment du nez au moment des grandes chaleurs de l'été, surtout après la cessation des règles.

Depuis deux ans cette évacuation n'a pas eu lieu ; il y a six mois, des élancements et de la lourdeur se sont manifestés dans le bras et la jambe gauches. La malade éprouve un violent engourdissement dans la main et le pied gauches, il lui semble que ces organes sont très-gonflés; le fait est qu'ils sont plus froids et plus empâtés que ceux du côté opposé, mais ils ne sont le siége d'aucun œdème.

La nuit dernière (7 juillet 1860) les douleurs de la main ont été si violentes qu'elles ont arraché des cris à la malade.

Depuis quelques semaines elle est obligée d'avoir recours à une main étrangère pour s'habiller; ne pouvant fermer les doigts qu'avec beaucoup de peine, elle ne *peut accrocher elle-même ses hardes.*

Depuis huit jours, particulièrement, madame Marchand éprouvait de temps en temps *un étourdissement qui,* dit-elle, *lui passait devant les yeux, lui portait au cœur et lui faisait craindre de mourir subitement.*

Une saignée très-forte me paraît indiquée. Deux verros sont appliqués, l'un à l'occiput et l'autre sur le bassin : 300 grammes de sang sont extraits à la tête et 700 grammes au siége.

La malade accuse un soulagement immédiat.

PRESCRIPTION. — 1° Nitrate de potasse : 24 grammes en six paquets.

Chaque jour la malade prendra un de ces paquets dans un litre de décoction de chiendent miellée.

2° Éviter tous les excitants et particulièrement les boissons alcooliques, le café, etc.

8 *juillet.* — Après mon départ il y a eu une velléité de syncope ; toute la journée les douleurs

n'ont pas été moins vives qu'avant la saignée, mais la nuit n'a pourtant pas été aussi mauvaise. L'engourdissement du pied et de la main gauches n'est pas modifié. « Si je ne voyais pas ma main gauche, dit-elle, je ne la croirais pas ouverte. » La respiration est plus libre, il y a un sentiment de bien-être général très-marqué.

PRESCRIPTION. — Baume tranquille : 20 grammes pour frictions sur les parties douloureuses.

12 *juillet* 1860. — La malade n'a éprouvé de soulagement dans ses douleurs que le quatrième jour ; c'est aussi depuis ce moment qu'elle a commencé à remuer les doigts librement et à se servir de sa main.

Les douleurs étant beaucoup moins fortes, elle a commencé à dormir comme autrefois; pouls excellent, plutôt faible.

Mardi, un saignement de nez abondant s'est manifesté, on a recueilli environ un verre de sang ; depuis ce moment, le *bouillonnement* qu'elle sentait encore dans la tête n'a pas reparu. Son pied et sa main lui semblent moins engourdis et moins gonflés.

22 *juillet*. — Après huit jours de mieux pendant lesquels la malade se croyait en pleine voie de guérison, les douleurs ont recommencé dans la nuit du 19 au 20 juillet avec autant de force qu'au commencement. Il est bon de noter que les règles qui avaient commencé à couler le mardi 17 juillet, finissaient le

jeudi soir 19. La douleur s'est donc réveillée précisément au moment de la cessation du flux menstruel.

Le bras et la main gauches sont plus froids encore que le bras et la main droites, les veines de ces parties sont aussi plus volumineuses et plus noires.

Le pouls ayant repris de l'ampleur et la malade étant d'un très-bon appétit, je me décide à pratiquer une nouvelle saignée. 100 grammes de sang sont donc extraits à l'occiput et 500 sur le bassin. Le sang de l'occiput est de couleur très-foncée, presque noire; il sort très-difficilement.

26 *juillet.* — Il y a eu soulagement notable dans les douleurs, l'engourdissement et le gonflement; les nuits sont bonnes, le sommeil est excellent.

2 *août.* — Le 28 juillet, les douleurs ont reparu dans la main et dans la jambe gauches, mais elles ont été moins violentes, elles n'ont pas dépassé le coude. Le sens du toucher presque complétement perdu est rétabli dans sa perfection. Hier, quelques gouttes de sang ont paru au nez. Ce matin un verre et demi de sang est sorti de cet organe sans aucune provocation.

22 *août.* — Depuis deux mois, madame Marchand a repris toutes les occupations de son ménage et elle s'en acquitte comme lorsqu'elle était en pleine santé. Elle ne se trouve pourtant pas encore complétement guérie, sa main est restée un peu faible.

Le 15 août, au moment où le malaise avant-cou-

reur des règles se manifeste, madame Marchand se
sent, dit-elle, *les eaux à la bouche*, et le lendemain,
de violentes douleurs, presque semblables à celles
du commencement, apparaissent dans le bras et la
main gauches ; elle se sent la tête pleine, les yeux
couverts. Le visage est vermeil, il y a des élancements de temps à autre dans la profondeur de la
tête. Nouvelle saignée. 600 grammes de sang épais
et noir sont extraits à l'occiput, et 125 grammes sur
le bassin.

31 août. — Les 26 et 27 août, deux epistaxis d'un
demi-verre chacun ont eu lieu. Dès le soir du
22 août, madame Marchand avait repris ses habitudes
ordinaires dans sa maison et on ne se serait jamais
douté que le matin du même jour une saignée de
725 grammes lui avait été pratiquée. Elle est mieux
qu'elle n'a encore été depuis le commencement du
traitement.

Mai 1862. — Ayant rencontré par hasard monsieur Marchand, je m'informe de la santé de madame
et j'apprends que depuis la dernière saignée elle n'a
éprouvé aucune de ses anciennes souffrances, dont
il ne lui reste que le souvenir ; sa santé, sous tous
les rapports, ne laisse rien à désirer, si ce n'est
qu'elle est obligée de s'abstenir de liqueurs fermen-
tées et de ne boire que de l'eau pure.

IXe OBSERVATION. — Le 29 mai dernier, le
nommé Gobin, sabotier, demeurant à Saint-Rigomer-des-Bois, me tient à peu près le langage suivant :

« Il y a un an, Monsieur, je me suis présenté chez
« vous avec une paralysie complète du bras droit et
« de l'œil droit; une saignée que vous m'avez pra-
« tiquée derrière la tête et au siége en même temps
« m'a pour ainsi dire instantanément guéri. Je n'ai
« pas voulu tarder plus longtemps à venir vous le
« dire et vous en témoigner ma reconnaissance. »

Faites-moi le plaisir, lui dis-je, de me donner
quelques détails qui puissent me mettre sur la voie,
car je vous ai complétement perdu de vue.

« Quand je suis entré chez vous, continua-t-il,
« mon bras était entièrement privé de mouvement,
« je n'y voyais plus de l'œil droit, dont la paupière
« était tombée. Ma jambe était faible et engourdie,
« je ne pouvais marcher qu'avec le secours d'un
« bâton. J'avais depuis un an une douleur profonde
« dans la tête, et depuis quatre jours seulement
« mon œil et mon bras étaient paralysés. Vous
« m'avez tiré 750 grammes de sang au siége et 300
« à la tête, ce *dernier était noir comme de la suie*. A
« ce moment on vint vous chercher et je ne vous
« ai pas revu depuis pour vous dire que je me sentis
« soulagé avant de sortir de votre cabinet. Avec ma
« main paralysée, j'ai pu saisir un livre sur votre
« bureau et le serrer avec force. En sortant dans la
« rue, ma paupière s'est relevée et j'ai vu clair de
« mon œil droit. Ma jambe elle-même était plus
« forte. Pour tout traitement j'ai pris de la tisane
« de chiendent pendant huit jours, et depuis lors

« je n'ai pas cessé un seul jour de gagner le pain de
« ma famille en faisant agir avec ce bras droit
« une hache qui ne pèse pas moins de trois kilo-
« grammes. »

IIe SECTION.

MÉNINGO-ENCÉPHALITES COMMENÇANTES.

Xe Observation. — Le 6 juillet 1861, à 4 heures
du soir, je suis appelé auprès du nommé Manoury,
cultivateur à Valfrembert.

Manoury a 22 ans, il est doué d'un bon tempérament et d'une excellente santé, il s'adonne avec
une ardeur peu commune aux travaux agricoles dans
la ferme de son père.

Le jeudi, 4 juillet dernier, après plusieurs jour-
nées de fatigues excessives accompagnées de sueurs
abondantes et de refroidissements répétés par suite
de la récolte des foins qu'un mauvais temps désespérant rendait presque impossible, il est pris, en se
couchant, d'un frisson violent accompagné de cla-
quements de dents. Depuis ce moment la fièvre ne
l'a pas quitté, mais le frisson n'est pas revenu.

Il a passé la journée d'hier dans un état de profond malaise ; ce matin, sur les dix heures, la fièvre
redouble, le mal de tête devient atroce, et vers deux
heures un délire très-violent se manifeste.

A mon arrivée, vers cinq heures, je trouve la famille en pleurs, occupée à contenir le malade qui cherche à s'élancer hors de son lit.

Les yeux sont très-ouverts, blancs, brillants, les globes oculaires sont en proie à une agitation convulsive incessante, ainsi que la face et les mains.

La prostration et l'adynamie sont si profondes que Manoury, désirant changer de chambre, tombe en syncope avant d'avoir pu faire quelques pas pour gagner son nouveau lit, et que l'on est obligé de l'y déposer à force de bras.

Langue lancéolée, couverte d'un enduit brunâtre et sec, épigastralgie très-prononcée, pouls à 72, tendu, contracté.

Comprenant qu'une saignée puissante à la base du crâne était formellement indiquée, j'envoie chercher mes appareils, mais je suis obligé de les attendre durant trois heures.

Pendant tout ce temps le malade ne cesse de se rouler dans son lit. Ses cris et son délire toutefois ne sont pas continus, ils se manifestent par redoublements périodiques, au moment desquels la face s'anime et s'injecte. Comme frappé de terreur à l'approche de ces crises, il annonce sa mort prochaine et dit adieu à sa mère.

Plusieurs fois désespéré du retard imprévu qu'une pluie torrentielle avait occasionné, je suis sur le point d'ouvrir la veine avec la lancette, d'autant que les parents n'ajoutent aucune foi à l'assurance que je leur donne du soulagement que va immédiatement

éprouver leur fils par une abondante saignée derrière la tête.

Enfin je suis en possession des appareils. 500
grammes de sang sont extraits à l'occiput et 250 sur
le bassin dans l'espace de six minutes.

Soulagement instantané, la douleur de tête a disparu. « Je ne souffre plus, dit-il, je sens le besoin de
dormir, » et il s'endort. Le pouls est moins tendu.
Diète absolue, obscurité, silence, repos, décoction
d'orge sucrée pour toute boisson.

Le lendemain, 7 juillet au soir, j'apprends que la
nuit qui a suivi la saignée a été excellente, le malade
ne s'est, pour ainsi dire, pas éveillé. On n'aperçoit
plus de mouvements convulsifs dans les globes oculaires et à la face. La respiration est naturelle, la
langue est humide.

Toutefois le pouls offrant encore de la résistance,
les yeux étant encore plus brillants que de raison et
la face notablement injectée, je pratique de nouveau
une saignée; elle est de 150 grammes à l'occiput et
de 400 sur le bassin, le malade éprouve quelques
velléités de syncope.

Prescription. — Lavement purgatif pour le lendemain. Continuation de la diète absolue, de la tisane, de l'obscurité et du silence.

8 *juillet*. — Plus de céphalalgie ni de fièvre ap-
préciables. Bouillon de veau léger pour tout aliment.

9 *juillet*. — Un mouvement fébril précédé d'une
démangeaison universelle amène une transpiration

abondante. La nuit du 10 au 11 est marquée par dix heures de sommeil non interrompu, celle du 11 au 12 est également bonne.

13 *juillet*. — Hier une epistaxis assez abondante s'est manifestée, on estime à un demi-verre la quantité de sang qui s'est écoulée. La tête est maintenant complétement dégagée. La faim devient impérieuse, la convalescence est très-rapide.

XIe OBSERVATION. — Le 15 avril, je suis appelé auprès du nommé Taran, bûcheron au village de la Brédinière en Saint-Rigomer-des-Bois (Sarthe).

Le sujet est robuste et d'une excellente constitution, il est atteint d'une pleuro-pneunomie du côté gauche au troisième jour. Deux saignées de 400 grammes suivies d'une énergique application de ventouses sur le côté douloureux et une potion kermétisée en font justice.

Quelques jours après, passant par son village, un dimanche soir, j'entre pour m'assurer de son état. Il n'a pas de fièvre, le pouls est à 60, mais il y a un peu de céphalalgie et je suis frappé de l'animation que présente son facies, les pommettes sont injectées et les yeux projettent un éclat inaccoutumé.

Une cruelle expérience m'ayant appris la profonde vérité de cet aphorisme hippocratique : « *Phrenitis peripneumoniam sequens lethalis !* »

Je déclare au malade qu'une saignée est nécessaire; il s'y refuse, en me promettant toutefois de me faire appeler sans retard si la fièvre venait à se déclarer.

Les lundi, mardi et mercredi se passent sans que j'entende parler de Taran. Enfin, le jeudi matin, sa vieille mère entre dans mon cabinet : « Vous ne « vous êtes pas trompé, monsieur, dit-elle, Taran a « été pris de la fièvre lundi et tous les soirs il bat « même la campagne, mais il est mieux le matin. » S'il en est ainsi, lui répondis-je, il est déjà peut-être trop tard et votre fils est un homme perdu !

« S'il n'est pas mieux ce soir, reprit cette pauvre « femme, on va venir vous chercher. »

Quelques heures s'étaient à peine écoulées que la malheureuse arrive chez moi tout essoufflée : « Venez vite, Taran va mourir ; il faut quatre hom— « mes pour le tenir dans son lit ; il crie et chante « alternativement comme un furieux ; il crache au « visage de tout le monde. »

Je me rends immédiatement à la Brédinière. Taran est en effet en proie au délire frénétique le plus violent ; toute sa famille, consternée, entoure son lit ; ses voisins sont accourus et environnent sa maison.

Après m'être rendu compte de l'état du malade, je reconnais qu'il y a lieu de pratiquer à l'occiput une abondante saignée locale.

Je déclare en conséquence que, suivant moi, Taran est voué à une mort certaine si l'on s'en tient aux moyens ordinaires, mais que, si la famille consent à me laisser employer un moyen plus puissant, j'entrevois pour lui une chance de salut. On consent à tout.

En vingt minutes, 700 grammes de sang sont extraits, savoir : 600 grammes à l'occiput et le reste sur le bassin. Les premières cinq minutes de l'opération sont très-difficiles, mais bientôt le malade devient plus tranquille, et quelques instants après l'enlèvement des verres il s'endort d'un profond sommeil. Je fais fermer les rideaux du lit, j'arrête le balancier de l'horloge et je me retire en recommandant de respecter, à tout prix, ce précieux repos.

Le lendemain matin je me rends à la Brédinière, très-curieux de connaître l'état de mon malade. A quelques pas du village j'apprends qu'on le trouve très-mal et qu'en ce moment même M. le curé lui administre l'extrême-onction.

La cérémonie finie, je me hâte de prendre le pouls du malade... Il est à 60, souple, moelleux et médiocrement développé... Je suis heureux d'annoncer à toute l'assistance que Taran n'est plus en danger et que s'il ne fait pas d'imprudence la fièvre ne reviendra pas. C'est ce qui a eu lieu, et au bout de quatre jours il a recommencé à travailler.

M. le curé, auquel je demandai la raison de son effroi, me répondit très-judicieusement qu'un calme subit après un violent délire lui avait souvent annoncé une mort très-prochaine, et qu'ayant cru Taran dans ce cas, il avait agi en conséquence.

Je pourrais citer ici un très-grand nombre de cas où *la céphalalgie et le délire typhoïdes* ont cédé de la même manière à la même médication.

IIIᵉ SECTION.

CONGESTIONS CÉRÉBRALES PRODUISANT DES ATTAQUES CONVULSIVES ET ÉCLAMPTIQUES.

XIIᵉ OBSERVATION. — Un enfant âgé de 7 ans, demeurant à Chamfleur, à 5 kilomètres de la ville, chez son père (Lajeunesse), est atteint depuis deux jours de convulsions générales avec perte de la parole, craquements de dents et danger évident et très-prochain de mort. J'arrive auprès de lui à dix heures du soir, le 29 août. Les parents, désespérant de la vie de leur enfant, consentent à la proposition que je leur fais, de le saigner à l'occiput. En vingt minutes, 300 grammes de sang sont extraits à la tête et 100 grammes au siége.

L'agitation convulsive des membres cesse avant la fin de l'opération.

J'apprends le lendemain que deux heures après mon départ, l'enfant a recouvré l'usage de la parole et qu'aujourd'hui, à midi, il a été pris d'un saignement de nez tellement abondant qu'en une heure il a perdu une assiette entière de sang, c'est-à-dire une quantité à peu près égale à la saignée. Un mieux des plus rapides a suivi cette évacuation, et le 6 septembre le petit malade était entièrement guéri.

XIIIᵉ OBSERVATION. — Le 12 mai 1859, je suis appelé auprès de la fille Clémentine Pau, âgée de 20 ans, épileptique depuis son enfance et enceinte de huit mois. Une sage-femme, qui ne la quitte pas, mé raconte que depuis douze heures elle n'a pas recouvré la connaissance et qu'elle en est à sa quatrième attaque éclamptique ; on vient de lui administrer l'extrême-onction dans la prévision d'une mort très-prochaine. Une large saignée au bras a été pratiquée, mais le pouls ne permet plus de recourir désormais à ce moyen.

En désespoir de cause je propose la saignée occipitale ; on l'accepte. Je prie M. l'abbé de ne pas nous quitter afin d'utiliser un retour à la connaissance, que je ne crois pas impossible.

300 grammes de sang sont extraits en cinq minutes à l'occiput, les convulsions cessent instantanément et pour toujours ; la connaissance et la parole reviennent en même temps ; la malade peut se confesser.

J'ai appris depuis que son rétablissement avait été rapide et complet, et que son accouchement avait eu lieu très-heureusement au bout de six semaines.

IVᵉ SECTION.

MALADIES DONT LE SIÉGE EST LA POITRINE.

Cent fois l'hémoptysie et l'épistaxis ont été arrêtées instantanément par une forte application de grandes ventouses sur le bassin, et, si je ne me trompe, cette espèce de phthisie qui, dans la jeunesse surtout, vient de l'hémoptysie (*phthisis ab hemoptoe*), a été prévenue.

S'il y a pneumonie franche au premier degré, on la dissipe généralement à merveille en pratiquant, l'une après l'autre et successivement, à une ou deux heures au plus d'intervalle, une saignée du bras et une saignée locale dans la gouttière vertébrale correspondante à la racine du poumon engorgé.

L'effet de ces deux saignées, répétées coup sur coup, à dose suffisante et en temps opportun, est incroyable. Je me souviens de plusieurs malades qui, séance tenante, ont été pris d'une toux spasmodique et bruyante, et qui, après avoir rendu une grande quantité de crachats sanguinolents, ont fini par expectorer des mucosités entièrement blanches. Une sueur critique et salutaire venait alors terminer la scène pathologique.

Dans la région sous-scapulaire gauche la saignée locale profonde a de prodigieux effets sur le cœur.

XIVᵉ Observation. — La femme Henrié, du Rocher-en-Colombiers, est depuis six semaines en proie à un état syncopal des plus effrayants. Orthopnée, tumulte incroyable de battements de cœur, elle peut à peine se faire entendre. Les sinapismes, les vésicatoires, la digitale ont été vainement employés.

Le pouls, presque insaisissable jusqu'alors, se développe et se régularise sous mes doigts pendant la durée de la saignée locale, qui est de 400 grammes, et qui s'accomplit en vingt minutes dans la région sous-scapulaire gauche.

La guérison qui a été presque immédiate ne s'est pas démentie.

XV⁰ Observation. — Le jeune Marot, âgé de 18 ans, du village de Saint-James en Hesloup, est atteint d'hydro-pneumo-thorax. La fluctuation thoracique existe chez lui à un degré tellement prononcé que pendant la marche, le bruit de flot se fait entendre dans un rayon de dix pas.

Une augmentation subite dans la quantité du liquide l'ayant réduit en quelque sorteà l'agonie, il me fait appeler auprès de lui le 30 mars 1859.

La pensée me vient d'opérer la thoracentèse capillaire au moyen de mes puissantes ventouses. J'introduis en conséquence mon troicart explorateur au niveau du bord postérieur de l'aisselle. Je le recouvre d'une petite ventouse tubulaire que je mets en communication par un tube avec une ventouse-réservoir à deux tubulures, dont l'embouchure est fermée par une boule de caoutchouc. La pompe agit par l'autre tubulure, et le liquide se précipite dans le réservoir, que l'on vide quand il est plein. Dans l'espace de quarante-cinq minutes, 5 litres de liquide ont été extraits.

Le malade revient de *mort à vie*; huit jours après il fait 4 kilomètres à pied pour me témoigner sa reconnaissance.

Comme toujours, le liquide purulent s'est reproduit, et avec tant de rapidité, qu'en l'espace de sept mois j'ai été obligé, pour me rendre aux supplications du malade, de lui renouveler 15 fois la thoracentèse. Jusque dans les derniers jours de sa vie ce malheureux me conjurait de l'opérer encore.

Au fait, il ne souffrait pas du tout de l'opération, qui ne laissait sur les parois de sa poitrine d'autre marque qu'un point noir comparable à une piqûre de puce, et qui lui procurait le plus grand soulagement.

Je laisse aux médecins qui se sont spécialement occupés de ce genre d'affections, à décider de la valeur de cette méthode, déjà indiquée par Laënnec.

Ve SECTION.

MALADIES DONT LE SIÉGE EST L'ABDOMEN.

Les ventouses appliquées par la terabdelle aux régions lombaires, sont pour ainsi dire le spécifique du lombago et de la néphrite aiguë.

XVIe OBSERVATION. — La femme Ruel, âgée de 68 ans, était depuis trois ans retenue au lit par un lombago des plus intenses. Après trois mois de séjour chez son fils, rue Saint-Blaise, où l'on a vainement employé les moyens connus, elle se décide enfin à se laisser ventouser par la terabdelle. L'opération est à peine terminée que son mal, dit-elle, a été emporté comme avec la main.

Le lendemain matin, étant parti pour aller la voir, je rencontrai son fils qui venait me prier de ne pas se déranger, attendu que sa mère se trouvant parfaitement guérie, s'était mise en route de grand matin pour son pays. Il n'y a pas eu de rechute.

XVIIe Observation. — Le nommé Amiel, âgé de 48 ans, piqueur de pierres à Chauvigné-en-Pacé, vint me consulter, il y a trois ans, pour une violente douleur de reins qui depuis 8 mois l'empêchait de travailler.

Tous les moyens connus, les ventouses scarifiées ordinaires, les sangsues, les vésicatoires, et enfin quatre énormes moxas avaient été inutilement employés.

Une seule application de la terabdelle ayant extrait en quinze minutes 500 grammes de sang noir et poisseux, le guérit immédiatement, et pendant dix-huit mois, il put se livrer, comme autrefois, à ses travaux sans aucune souffrance.

Trois fois, depuis cette époque, la douleur est revenue, et trois fois elle a été enlevée de la même manière.

XVIIIe Observation. — *Congestion hépatique.* — Le nommé Fleury, de Radon, était tourmenté depuis quatre mois par une mélancolie profonde. Le bord intérieur de son foie dépassait de 5 centimètres les fausses côtes. Chose remarquable! la saignée locale de l'hypochondre droit

(500 grammes) n'était pas achevée que déjà le facies était complétement changé, le sourire reparaissait sur ses lèvres.

« Il y a trois mois qu'il n'en a fait autant, dit un de ses amis, témoin de l'opération. »

Son état était, en effet, complétement changé ; il fut entièrement guéri au bout de trois semaines.

XIXᵉ OBSERVATION.— La femme Philippe de Gesvres était grabataire depuis trois ans, les moyens les plus variés avaient été employés sans succès. Ayant découvert un engorgement considérable de la rate, je dessine l'image plessimétrique de ce viscère ; elle mesure 25 centimètres sur 15.

400 grammes de sang ayant été tirés localement sur cette région, la malade peut sortir le lendemain. Elle reprend graduellement ses anciennes occupations sans faire aucun autre traitement. La guérison ne s'est pas démentie.

VIᵉ SECTION.

MALADIES DONT LE SIÉGE EST LE BASSIN.

La saignée par la terabdelle sur le bassin a deux effets fort distincts :

1° Un effet révulsif s'exerçant à distance sur les viscères de l'abdomen, de la poitrine et de la tête ;

2° Un effet direct et local.

L'effet révulsif de la saignée locale du bassin ne

s'est jamais montré à moi d'une manière plus frappante que dans le cas suivant :

XXe Observation. — Le 3 janvier 1859, à cinq heures du soir, M. Vacquerie, ancien professeur de l'Université en retraite, tombe frappé d'apoplexie avec hémiphlégie et perte presque complète de la parole en face le portail de Notre-Dame. Deux hommes le transportent à son domicile sur une chaise. La main et la jambe droites sont pendantes, froides et insensibles. La commissure labiale est très-déviée.

Je constate que les pincements les plus énergiques ne provoquent ni sensibilité ni mouvement dans le bras et la jambe affectés. La paralysie est d'ailleurs si complète, que deux hommes doivent unir leurs efforts pour coucher le malade et lui donner l'attitude requise pour l'opération.

Deux verres, dont l'embouchure a 12 centimètres de diamètre, sont appliqués sur le bassin. Quinze minutes ne se sont pas écoulées, la quantité de sang contenu dans les verres s'élève à peine à 600 grammes, que le malade s'écrie tout à coup : « Ma pauvre fille, je suis sauvé! » Et, dans le transport de sa joie, il agite son bras et sa jambe paralysés. Nous avons quelque peine à calmer cette émotion. Enfin, la quantité de sang s'élevant à 1,000 grammes environ, nous arrêtons l'opération.

Avant de quitter M. Vacquerie, je le prie de me serrer à la fois *mes deux mains*, de *ses deux mains*, ce qu'il exécute avec une force sensiblement égale de l'un et de l'autre côté.

Le lendemain la guérison était parfaite.

Quant à l'effet direct local, je me bornerai à citer les deux observations suivantes :

XXIe Observation. — Une jeune fille indigente de la Ferrière-Bochard vient me consulter (il y a quatre ans). Elle n'a point encore vu paraître ses règles, bien qu'elle soit âgée de 18 ans, et les douleurs et malaises qu'elle éprouve l'empêchent de se livrer à aucun travail.

Je fais sur le bassin une énergique application de ventouses de manière à extraire 250 grammes de sang.

La malade éprouve à l'instant un soulagement incroyable, et dès le lendemain elle peut travailler et aller en journée. Il est entendu que chaque mois la même opération aura lieu jusqu'à l'apparition des règles. Ce n'est que le neuvième mois, c'est-à-dire après huit applications de ventouses sur le bassin que l'écoulement menstruel apparaît.

Chose remarquable, pendant huit mois, cette fille a joui de la plus parfaite santé, ses douleurs et ses malaises ont pour ainsi dire entièrement disparu dès la première application.

XXIIe Observation.—La femme du boulanger L... avait vu ses règles se supprimer deux ans avant son mariage, sa peau avait la teinte jaunâtre des chlorotiques, son ventre balloné, ressemblait à celui d'une femme enceinte de cinq mois, et cette circonstance, lors de ses noces, avait donné lieu aux propos les plus désobligeants. Tous les médicaments antichlorotiques et les emménagogues les plus violents avaient été vainement employés.

Étant venue me consulter un mois après son mariage, je m'assurai de l'état de l'utérus et je proposai l'emploi de la ventouse sur le bassin ; la malade recula d'effroi. Deux mois plus tard une hémoptysie assez violente étant survenue, L. et sa femme vinrent réclamer mon intervention.

Je fis agir les deux ventouses du bassin pendant une demi-heure, de manière à obtenir 350 grammes de sang. La toux et l'hémoptysie disparurent dans mon cabinet. Dès le lendemain le ventre était tombé et revenu à son volume ordinaire, la peau avait repris d'une manière très-sensible le teint vermeil de la santé, et huit jours plus tard les règles coulaient abondamment.

Au bout d'un mois, la femme L. commençait une grossesse des plus heureuses.

XXIIIᵉ OBSERVATION. — Je fus appelé, il y a trois ans, au village de Feugerais en la Ferrière-Bochard pour une femme mariée depuis six mois, mais dont les règles faisaient défaut depuis cinq semaines. Elle éprouvait des douleurs atroces aux reins, aux aines et dans la profondeur du bassin. J'employai tous les calmants imaginables en lavements, injections, frictions, mais sans aucun succès. Cette malheureuse femme poussait des cris que l'on entendait au loin dans la campagne. Enfin, le mal allant toujours croissant et une fausse couche me paraissant imminente, je me décidai à recourir à une énergique application de ventouses scarifiées aux reins et sur le pourtour du bassin.

500 grammes de sang furent extraits, et la malade instantanément soulagée.

Il s'agissait d'une grossesse commençante. Elle a continué du reste sans aucun accident.

Des faits trop peu nombreux que je possède jusqu'ici sur ce grave sujet, il résulterait que la Terabdelle n'a pas d'effets abortifs et qu'elle peut rendre les plus grands services au praticien pour agir à propos sur la circulation utérine pendant la grossesse (1).

VIIe SECTION.

LES SEINS.

J'ai fait construire un verre à sein, à l'aide duquel je puis extraire le lait par les voies naturelles et qui me permet, en suçant les piqûres de la lancette que l'on pratique dans les noyaux engorgés, de faire sortir

(1) Je dois ajouter que l'effet sur les règles est tellement rapide que nombre de fois l'écoulement menstruel a eu lieu séance tenante et dans mon cabinet.

tout à la fois le sang, le lait déjà décomposé et le pus déjà formé.

J'ai pu prévenir ainsi des suppurations qui eussent été, vraisemblablement, d'une longueur désespérante.

VIIIe SECTION.

LES ARTICULATIONS.

XXIVe Observation. — Le 3 septembre dernier, je suis appelé auprès du nommé Moulin, charretier, atteint d'un engorgement de l'articulation tibiotorsienne, si considérable, si douloureuse et d'une couleur rouge si effrayante, que l'idée d'une amputation me vint tout de suite à la pensée.

Cette circonstance, toutefois, que l'apparition du mal avait coïncidé avec la suppression d'une blennorrhagie, et d'ailleurs l'excellent tempérament du sujet me rassurèrent un peu.

Une saignée locale par une ventouse appliquée sur le mollet parut calmer les accidents. Des applitions fréquemment répétées d'axonge et de liniments fortement narcotiques procurèrent quelque soulagement au malade, sans toutefois faire reculer d'un pas la maladie.

Enfin, le malade se décourageant très-visiblement, je prends la résolution de risquer une saignée locale sur la tumeur, nonobstant les douleurs vives dont elle est le siége et son extrême sensibilité à la moindre pression.

Le malade y consent volontiers ; il supporte l'opération avec courage. Le sang coule en abondance, il est épais et visqueux et de couleur brune foncée ; une couche de couenne inflammatoire de $0^m,0045$ d'épaisseur se montre à sa surface. En vingt minutes, 500 grammes de sang sont extraits, la tumeur est diminuée, la rougeur n'est plus qu'une teinte rosée, et la douleur est presque disparue.

Huit jours après, une nouvelle saignée, en tout semblable à la première emporte, ce qui restait de la maladie. Le malade quitte son lit dès le lendemain et reprend, au bout de trois semaines, ses pénibles travaux de charretier.

IXe SECTION.

LA PEAU ET LE TISSU CELLULAIRE.

XXVe Observation. — Le sieur Duval (Jean) tombe de cinq mètres de hauteur, sur un encaissement en pierre ; heureusement pour lui, c'est la fesse gauche seule qui porte sur le sol.

Appelé quatre heures après la chute, je constate que la fesse gauche est violemment contusionnée. J'extrais *loco dolenti* 500 grammes de sang diffluent : le soulagement est tel que, dès le surlendemain, le malade s'est levé et s'est assis auprès de son feu. Chose remarquable, le sang extravasé a été si parfaitement extrait, que la peau a conservé, sa teinte normale et qu'aucune trace d'écchymose, ne s'est montrée pendant les jours suivants sur les régions postérieures du bassin, tandis qu'une teinte verdâtre, manifestement écchymotique, est apparue à l'aine gauche, bien que le malade soit certain de n'avoir reçu aucune violence directe sur cette région.

Je n'en finirais pas si je parlais de tous les panaris, phlegmons commençants, anthrax, qu'une saignée locale énergique et opportune a fait avorter.

FIN.

TABLE DES MATIÈRES

FAITS CLINIQUES.

Corbeil, typ. et stér. de Crété.